DES

TUMEURS EMPHYSÉMATEUSES

DU CRANE;

PAR M. LE Dr COSTES,

Professeur de Pathologie externe
et de Médecine opératoire à l'École de Médecine de Bordeaux;
Membre de l'Académie des Sciences, Belles-Lettres et Arts de la même ville;
Médecin honoraire de l'hôpital Saint-André;
Membre correspondant
des Sociétés de Médecine de Paris, Toulouse, Lyon, Caen, Strasbourg, Marseille;
de la Société médicale d'Indre-et-Loire;
Membre correspondant de l'Académie des Sciences et Belles-Lettres
de Montpellier;
Médecin de l'École normale de la Gironde;
Rédacteur en chef
du Journal de Médecine de Bordeaux.

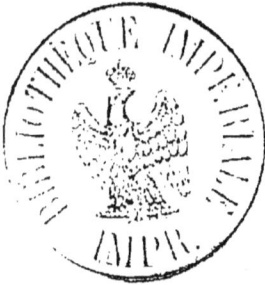

———

Article omis dans les Traités de Pathologie chirurgicale.

———

BORDEAUX

G. GOUNOUILHOU, IMPRIMEUR DE L'ÉCOLE DE MÉDECINE,
place Puy-Paulin, 1.

—

1858

TUMEURS EMPHYSÉMATEUSES DU CRANE.

Région temporale. — Lésions de l'apophyse mastoïde.

En exposant l'état de la science, on se trouve quelquefois en face de faits moins connus qui ont été passés sous silence, parce qu'on ne les a pas encore groupés, comparés entre eux, et qu'on n'a pu encore en faire sortir un enseignement. Isolément recueillis, disséminés à de grandes distances de temps et de lieux, chacun des observateurs croit être le seul et le premier qui les ait signalés, et le plus souvent ces faits ne se trouvent avoir une véritable valeur que lorsqu'un dernier observateur, plus heureux ou servi par des circonstances plus favorables, a porté sur eux un œil investigateur.

Ainsi en est-il des observations éparses sur des tumeurs du crâne, qu'on a tour à tour appelées *venteuses, flatulentes, pneumatocéphales externes,* et que nous croyons mieux désigner sous le nom de *tumeurs emphysémateuses du crâne,* que nous avons placé en tête de cet article.—C'est pour la première fois, cette année, que nous avons fait de ces tumeurs l'objet d'une de nos leçons. Nous n'avons pas voulu que si un cas de cette espèce se présentait à l'observation d'un de nos élèves, il pût croire à son tour être le premier qui voyait un cas pareil, ce qui est arrivé à chacun des auteurs qui en ont successivement rencontré d'analogues.

C'est à nos lectures que nous devons la connaissance des Observations que nous venons ici reproduire. Du rapprochement, de la comparaison, de l'analyse de ces faits, il ressortira, nous l'espérons, la connaissance complète d'une maladie jusqu'à aujourd'hui laissée dans l'oubli. Nous sommes obligé d'exposer ces faits avec assez de détails pour qu'aucune des circonstances intéressantes de leur histoire ne soit laissée de côté.

Nous suivrons un ordre chronologique qui se trouvera par le fait aussi un ordre logique, car ces faits s'éclairent à mesure qu'ils se multiplient, et c'est surtout le dernier qui, grâce aux qualités de l'observateur et surtout au progrès concomitant de la science, a jeté sur la question la plus vive lumière.

Racontons d'abord, nous raisonnerons après.

Iʳᵉ OBSERVATION.

Le premier de ces faits remonte à plus d'un siècle. Il est consigné dans le *Recueil des Actes de la Société de santé de Lyon* [1]; il est dû à Lecat, et a pour titre : *Observation d'une tumeur venteuse à la tête, avec fonte et exostose des os du crâne.* La voici dans les termes dont s'est servi l'auteur, en l'abrégeant toutefois, mais en lui conservant ce qui peut intéresser la question que nous agitons.

[1] Vol. I, p. 31.— Ce Mémoire posthume du célèbre chirurgien de Rouen était entre les mains du Dʳ Martin, de Lyon, qui s'en est fait l'éditeur, dans ce Recueil, en 1798.

Laissons d'abord parler l'auteur : « En 1744, je fus appelé, dit Lecat, à voir en consultation M. C., pour une tumeur qu'il avait à la tête, au-dessus de l'oreille droite, vers la jonction de l'os temporal avec le pariétal. Cette tumeur était environ grande comme la main et de l'épaisseur de 5 centim.; elle était molle, flatueuse et tendue. En la maniant pour obliger le fluide de passer d'un côté à l'autre, elle faisait entendre *un bruit qui ressemblait au craquement du parchemin;* en appuyant sur le bord de la tumeur assez fermement pour en chasser tout le fluide et pour porter le doigt sur l'os, je m'aperçus qu'il y avait sur le crâne des enfoncements et des éminences, surtout du côté de l'oreille; je conjecturai que ces enfoncements étaient dénués du péricrâne, car cette excavation était l'effet de l'altération de l'os, et celui-ci n'avait pu s'altérer sans que le péricrâne n'eût été lui-même, et vraisemblablement le premier, ou altéré et fondu, ou séparé de l'os [1].

» Le malade ne savait trop à quoi attribuer l'origine de cette maladie; il nous dit que l'accouchement par lequel il était né avait été laborieux, que sa tête en avait été froissée, et que depuis il avait toujours eu la tête malsaine, sujette à des fluxions, à des catarrhes, à des tumeurs glanduleuses...; que des coups qu'il avait reçus dans ces parties, comme tous les enfants, avaient peut-être aussi contribué à la faiblesse de cette partie; qu'il avait observé que quand il se livrait aux excès en liqueurs fortes, en vins de Champagne, il sentait des

---

[1] L'auteur entremêle son histoire de ses appréciations à mesure qu'il raconte. Il peut être bon de les connaître.

douleurs dans le côté droit de la tête; et qu'enfin, vers 1739, quelque temps après une débauche de cette espèce, il s'était aperçu qu'il avait en cette région une petite tumeur de la grosseur du pouce, laquelle s'est augmentée peu à peu jusqu'au point où nous la voyons; que *quand il mouchait beaucoup, la tumeur diminuait;* que d'ailleurs, il était d'une santé parfaite, et que, quoique sa tête fût chargée de cette espèce de loupe, il n'y sentait jamais le moindre mal. »

Lecat recherche alors dans les précédents du malade pour trouver le principe de ce *mal singulier*. Pas de levain scrofuleux, nulle trace d'affection scorbutique. M. C. avait le teint le plus frais, le mieux coloré. « Il nous restait, dit Lecat, une troisième source dont la malheureuse fécondité n'est que trop connue, et nous avions de grands soupçons que la fameuse *loupe venteuse* pouvait bien lui devoir son existence. M. C. s'était livré aux plaisirs avec trop d'ardeur pour avoir pu le faire avec choix; mais il nous assura, avec toute la sincérité qu'on nous doit en pareil cas, qu'il avait toujours été plus heureux que sage. » Lecat reste donc persuadé que la maladie de M. C. était un vice purement local. Il conçoit bien la séparation du périoste et les désordres qui surviennent dans la distribution du suc nourricier osseux; mais que ses désordres arrivent sans que la tumeur renferme rien autre chose que du vent, *c'est ce qu'il y a d'admirable*, dit-il, *dans cette maladie-ci.* — Et il ne connaît, dans tous les auteurs, qu'une seule observation de Mercklin et une de M. Duvernay le jeune qui aient du rapport avec celle-ci, sans cependant être les mêmes. — En effet, la tumeur où

Mercklin trouva du vent était un *spina ventosa,* et il lui dénie sa ressemblance; l'autre, le fait de Duvernay [1], est celui d'une dame qui, à la suite de la repercussion d'une dartre, vit survenir au front une *enflure* qui s'étendait jusqu'au milieu du nez; il y avait de la *fluctuation* et du *bruit.* « Je fis serrer le nez à la malade, dit Duvernay, et souffler dans la main : la peau de dessus la racine du nez et des environs s'enfla beaucoup; j'ouvris cette tumeur à la racine du nez; il en sortit du *vent* et des *matières de différentes couleurs,* et la peau, qui resta comme celle d'une vessie, collée sur l'os, le faisait sentir inégal et raboteux comme une pierre-ponce. »

Cette maladie ressemble plus à celle de M. C., ajoute Lecat, que la précédente; cependant, elle en diffère encore en ce que le vent était mêlé de matières de différentes couleurs, et celle de M. C. ne contenait que du vent tout pur; *peut-être encore que le vent* de l'observation de M. Duvernay *venait-il de la communication de la maladie avec les fosses nasales,* et que c'était une partie de l'air de la respiration, auquel cas ce mal ressemblait *encore moins* à celui de M. C. [2]

---

[1] *Mémoires de l'Académie,* de 1703, p. 20.

[2] Ce fait est bien un cas d'emphysème du crâne, mais dans un autre siége, et dont l'explication a dès l'abord paru facile. — C'est un emphysème qui entre dans le cadre de ceux qu'occasionnent les gaz introduits du dehors et par les voies respiratoires. — Il se rangerait très-bien avec celui qu'avait vu Dupuytren (*Leçons orales,* 2ᵉ édit., t. II, p. 219); celui de M. Chassaignac (*Gaz. des Hôpitaux,* 1846); et enfin celui que M. Denonvilliers a emprunté à M. Jarjavay, dans l'article du *Compendium de chirurgie* consacré aux *lésions des sinus fron-*

Ces détails nous paraissent importants, car ils prouvent qu'on peut se rapprocher d'assez près de la vérité sans l'atteindre, et que la tendance à expliquer les choses par le merveilleux écarte souvent les meilleurs esprits du vrai sentier. Ce fait était donc *admirable* pour Lecat. Le moment n'était pas encore venu où une explication toute naturelle pourrait en être donnée.

Mais son histoire peut encore nous fournir des matériaux utiles; continuons-la donc.

En face de cette maladie nouvelle, Lecat et le médecin qui l'avait appelé en consultation, se demandent : qu'y a-t-il à faire ? « Cette tumeur étant singulière dans sa formation, pouvait bien aussi avoir des singularités dans sa cure. » Donc, point d'opération : des résolutifs et des fondants seront employés pendant trois mois. Ce traitement, pris et repris, dura plus d'une année. — Au commencement de mars 1743, dix-huit mois après, Lecat est appelé à revoir son malade. « Quand je le vis, dit-il, je fus effrayé de l'accroissement énorme de la tumeur, qui occupait alors les deux tiers du crâne; la *matière venteuse*, amassée en plus grande quantité, y était plus aisée à distinguer; la *tumeur rendait du son comme une tymbale*, et en la pressant en différents sens, on sentait que l'on faisait passer l'air par *différentes cellules* que formaient des lames détachées du

taux, sous le nom d'*emphysème* ou *pneumatocèle* (11e livraison, p. 99).

Aussi avons-nous cru devoir dénommer les tumeurs dont nous faisons l'histoire *tumeurs emphysémateuses de la région temporale* (lésions de l'apophyse mastoïde).

Et, à ce propos, il est très-remarquable que les auteurs du *Compendium de Chirurgie*, ouvrage le plus récent et le plus péricrâne. Ce passage de l'air produisait encore des craquements dans ces cloisons, en sorte qu'on les aurait cru formées de parchemin bien sec. Je remarquai dans *(sur)* le crâne la même altération que nous y avions sentie dans le premier examen ; les excavations étaient devenues plus profondes, et dans l'espace dont la tumeur s'était emparée depuis peu, il y avait des excavations moins profondes ; d'où il était aisé de conclure que toute la tête allait être envahie par la tumeur, et que le crâne se creusant de jour en jour, ne pouvait manquer de se percer à la fin, et qu'alors... la mort du malade était inévitable. » On discute les chances et l'opportunité d'une opération que l'on regrette de n'avoir pas faite un an plus tôt, et l'on convient d'une première incision à pratiquer en la bornant à quatre ou cinq travers de doigts d'étendue ; plus tard on en fera successivement d'autres selon le cas. — Lecat expose ensuite les motifs qui l'ont dispensé de préparer son malade : « Nous étant donc contentés, par toutes ces raisons, d'avoir mis simplement le malade à la diète la veille de l'opération, nous fîmes celle-ci le 8 mars 1743, à neuf heures du matin. L'incision fut faite dans la partie la plus basse de la tumeur, celle où les téguments étaient les plus émincés ; *le vent s'échappa avec impétuosité* et ne fut suivi d'aucune liqueur. Ayant passé aussitôt le doigt dans l'ouverture, je sentis l'os

complet, ne mentionnent, dans l'article sur les maladies de l'apophyse mastoïde, que l'ostéite, les abcès et les fistules. — D'autant plus que lorsque cet article a paru, en septembre 1855, la plus importante des observations que nous citons avait déjà deux ans de date.

Je reviendrai sur l'observation de M. Jarjavay pour lui emprunter quelques traits de comparaison.

découvert de la largeur d'un liard; je distinguai aussi une petite épine osseuse à côté de l'os découvert, et différentes cloisons qui laissaient des ouvertures, des communications entre les cellules qu'elles formaient; je dilatai mon ouverture par le bas, ensuite par le haut, jusqu'à une cloison transversale où je m'arrêtai, et j'emportai un lambeau des téguments; alors les os que j'avais senti découverts et la cloison qui m'avait arrêté furent exposés aux yeux mêmes; l'os découvert paraissait *creusé en rayons* du centre à la circonférence... J'appuyai avec les mains sur les autres régions de la tumeur pour en vider les vents; je réussis dans la plus grande partie; mais il y eut quelques cellules qui conservèrent encore un peu de ce fluide. » L'ouverture fut remplie de charpie, et la tête couverte de compresses trempées dans un mélange d'eau d'orge et d'un peu d'eau spiritueuse de lavande. Quelques heures après, l'appareil et le traversin étaient pénétrés d'une *eau* sanglante. L'appareil est levé et le malade saigné. « Dans l'après-midi, les évacuations de la plaie étaient tout à fait *séreuses et blanches,* et si abondantes, que le malade en était faible, assoupi, et son pouls petit et enfoncé. Ces pertes, tout à fait extraordinaires, et par leur quantité et par leur source, continuèrent les deux ou trois premiers jours. La nature séreuse de ces évacuations, l'épuisement et l'accablement qu'elles produisirent, les suites funestes qu'elles eurent, me donnèrent lieu de penser qu'elles étaient fournies par le *suc nerveux* qui a son réservoir dans le cerveau. »

Le sixième jour de l'opération, fièvre, délire, les paupières sont bouffies; deuxième saignée du bras. — Le septième, les accidents continuent; saignée du pied qui

les calme un peu.— Le huitième, délire moins violent,
calme par intervalles. Mais le malade fut pris d'une espèce de rhumatisme universel qui faisait qu'on ne pouvait ni lui toucher ni lui remuer aucune partie sans
lui causer de vives douleurs. Pendant quelques jours,
tout s'était aggravé; puis un léger mieux s'étant montré, on fit une contre-ouverture à la partie antérieure
et supérieure du crâne; on y poussa des injections,
qui *revivifièrent* toute cette étendue caverneuse et
œdémateuse. Plus tard, un autre abcès se montra entre la première incision et l'oreille. Il fut ouvert, mais
avec un caustique, puis une lancette, à cause de la pu-
sillanimité du malade. Ce grand égout fournit un libre
passage à la matière du plus grand nombre de caver-
nes situées au-dessus de l'oreille; on y passa des mèches, on y fit des injections détersives. Il y eut des alternatives de mieux et de mal. Les infractions à l'hy-
giène aggravèrent l'état du malade; le genou et toute
l'extrémité droite devinrent plus gonflés et plus doulou-
reux; mais de bons soins et un meilleur régime ame-
nèrent du mieux. Les trois plaies principales de la tête
se cicatrisèrent; celles qui restaient furent réunies par
deux incisions.

Les injections et les mèches avaient amené de nou-
velles chairs, et l'accomplissement de cette grande cure,
dit Lecat, pouvait être au plus l'affaire de quinze jours,
car la tête était regardée comme guérie et on ne la pansait plus.—Mais dans le temps que l'on touchait à ce
terme heureux, la tumeur et les douleurs du genou
allèrent en augmentant, et malgré tous les moyens
qu'on put employer, il se forma dans la cuisse un
grand abcès, qui fut ouvert et n'offrit qu'une vaste

caverne remplie de matière. Après plusieurs alternatives en mieux et en plus mal, le malade mourut d'épuisement le 18 juillet, 132e jour après son opération, un mois après l'ouverture de l'abcès de la cuisse.

L'autopsie fut faite, mais avec le peu de soins qu'on y mettait alors. Voici ce que l'on observa : 1° la tête, du côté droit, siége de la première maladie, a paru pleine d'éminences et d'enfoncements recouverts d'une peau et de plusieurs cicatrices solides, excepté en un endroit, de la largeur de l'ongle du petit doigt ; 2° ces cicatrices enlevées avec assez de peine, nous n'avons trouvé aucune humeur ni matière quelconque interposée, et nous avons remarqué plus distinctement grand nombre d'éminences très-saillantes, des enfoncements et des trous, dont quelques-uns pénétraient jusque dans l'intérieur du crâne. Celui-ci enlevé, nous avons observé dans son intérieur une *altération* de la largeur de quelques pouces, pareille à celle de l'extérieur, formant des creux inégaux dans la substance de l'os ; c'était à l'endroit de ces creux que se faisait la communication avec l'extérieur par les trous observés ci-dessus, et la dure-mère, correspondante à ces creux, était chargée d'une excroissance fongueuse qui remplissait lesdits creux. Le cerveau était mou et sans aucune consistance, surtout du côté de la maladie.

Les désordres qu'on trouva dans la cuisse et la jambe les fit considérer comme la cause prochaine et immédiate de la mort.

Quelle idée s'était formée Lecat de la maladie qu'il venait d'observer ? — « On a vérifié, dit-il, sur le crâne, des exostoses très-élevées et des enfoncements très-profonds, des trous même dans la substance du crâne, et cela sans aucun vestige ni de *carie*, ni d'*exfoliation*, ni de matière interposée qui pût nous annoncer l'une ou l'autre; en un mot, on a vu à découvert que cette maladie était accompagnée d'exostoses et d'une simple fonte des os du crâne, qui étaient dégénérés en *fibres molles* et en *ventosités*. »

« La métamorphose des os en parties molles n'est pas un phénomène très-rare, dit Lecat. La seule chose donc qu'il y ait ici d'extraordinaire, c'est que la tumeur ait été trouvée remplie de vent. En effet, il n'y a que la jonction de ces accidents qui soit singulière, car les tumeurs formées par des vents dans le corps humain ne sont pas rares. La formation des vents par les liqueurs échauffées, fermentées, est connue de tout le monde, et il n'est pas difficile de concevoir que des os qui dégénèrent en parties molles et qui se fondent ensuite en liqueur, puissent, par un troisième degré de fonte, se convertir en vapeur. » C'est donc par la fermentation ou une action analogue, que Lecat peut se rendre compte de la formation du vent dans ce fait.—Et à ce propos, le Dr Martin, le secrétaire de la Société de Santé de Lyon, l'éditeur des Observations de Lecat, ajoute en note : « On dirait que le célèbre Lecat avait pressenti la belle théorie des gaz. »

Lecat ne veut pas qu'il y ait eu exfoliation : « Cette maladie est *une dépravation du principe de la solidité des fibres de l'os*; cette dépravation ou cette fonte est avec un certain degré de vie, celle-ci ne se trouve éteinte nulle part, mais seulement affaiblie par degré[1]. »

[1] En dehors du point qui nous occupe, il n'est pas sans intérêt de mentionner les explications de Lecat relatives à la for-

Ce fait, analysé avec attention, eût pu tout au moins donner l'éveil sur la véritable origine du gaz dans la tumeur. L'indolence, l'apparition successive et si longue de cette tuméfaction, cette circonstance surtout de sa diminution lorsque le malade se mouchait, enfin l'aspect de l'os *creusé en rayon* du centre à la circonférence, auraient pu mettre sur la voie de la véritable source du vent. Mais pour cela, il eût fallu creuser encore dans les analogies et les différences. En effet, où avait-on vu auparavant, dans un os quelconque, son ramollissement, sa dépravation du principe de la solidité de ses fibres, comme dit Lecat, donner lieu à la formation de gaz? Il ne veut pas que le fait de Mercklin ait de l'analogie avec le sien, parce que l'épithète de *spina ventosa*, qu'on donne à cette maladie, ne vient pas de ce qu'il y a du vent, mais parce que les parties attaquées de ce mal sont gonflées, comme si elles étaient soufflées. — Et au contraire, dans le fait de Duvernay, qu'il cite lui-même, ne dit-il pas que le vent venait *peut-être* de la communication avec les fosses nasales, et que c'était une partie de l'air de la respiration? Un pas de plus, et la vérité jaillissait. — L'air ne peut-il provenir, en effet, dans une tumeur comme celle qu'a-

mation successive des abcès. « Nous avons vu, dit-il, plusieurs fois de simples piqûres dans les tendons des doigts produire des abcès non-seulement dans la main, dans l'avant-bras, dans le bras, sous l'aisselle, aux côtés de la poitrine, mais encore dans toutes les extrémités du corps successivement, dans l'intérieur même et dans les viscères ; en sorte que des personnes qui avant ces piqûres avaient une santé d'athlète... ont vu leur tempérament entièrement perverti, leur corps devenir une *fourmillière de dépôts,* et leur vie s'éteindre enfin par la cacochymie et le marasme. »

vait vue Lecat, d'une communication avec l'extérieur?
— Un autre a cherché et trouvé la solution à cette
question. Mais il fallait que des études anatomiques
plus exactes, des recherches d'anatomie pathologique
et d'autres faits encore vinssent préparer les voies.

Il ne s'était pas écoulé quarante ans lorsque W. Hunter vint en présenter un nouveau et lire devant la Société des Médecins de Londres, le 2 octobre 1780,
l'observation suivante, sous le titre de *Tumeur flatu-
tente de la tête,* ouverte et guérie par le Dr LLoyd, chirurgien à Wrexham [1]. L'auteur s'exprime ainsi :

IIe Observation.

« En mai 1779, j'ai examiné une tumeur sur la tête
d'une femme de trente-six ans, robuste, ayant toujours
joui d'une bonne santé, et dans ce moment ne se plai-
gnant de rien autre. Cette tumeur était située à la jonction de la suture sagitale et de la suture lambdoïde,
grosse comme un œuf de pigeon. La malade l'avait
aperçue il y avait environ deux mois. Elle était indolente au toucher et paraissait contenir un fluide. La
malade disait qu'en la *comprimant* avec sa main elle
*la faisait disparaître graduellement, et en rentrant
elle lui faisait toujours éprouver un certain bruit
dans l'oreille gauche,* et qu'*à sa volonté,* au bout d'une
demi-heure, elle reprenait sa forme et sa dimension. Je
ne crus pas à ce récit, parce que dans ce moment,
quels que fussent mes efforts de pression et dans toutes
les directions, je n'obtins pas ce résultat. Cette tumeur

---

[1] *Medical observations and Inquiries By a society of physiciens
in London,* vol. VI, p. 192. 1784.

n'étant nullement inquiétante, je ne crus pas devoir rien tenter tant qu'elle serait ainsi.—Trois mois après, je revis la malade. La tumeur avait augmenté ; elle était alors *réductible* parfois, et le bruit qu'elle produisait dans l'oreille était si fort, qu'il était appréciable par les assistants. Et même alors je ne pus pas la réduire moi-même.—La malade accusait des douleurs de tête, une lassitude générale, et depuis quelques semaines elle était agitée. Ne soupçonnant pas que la tumeur fût la cause de ces phénomènes, la femme étant évidemment pléthorique, je fis une saignée de 12 onces, je prescrivis 3 ou 4 purgations ; j'obtins un soulagement temporaire. — Trois ou quatre mois plus tard, au commencement de février, je vis la malade par occasion, et à ma grande surprise je trouvai la tumeur augmentée jusqu'à la grosseur d'un œuf de poule-dinde. D'ailleurs, son aspect était le même ; seulement, depuis quelques semaines, elle n'était plus réductible. La santé de la malade s'était très-altérée ; la céphalalgie était forte et constante, accompagnée de vertiges, de nausées et de maux d'estomac continuels. Elle était en proie à une pénible sensation d'engourdissement dans les extrémités, surtout aux bras, quelquefois si fortement atteints, qu'elle ne pouvait les porter jusqu'à sa tête ; le gauche était surtout affaibli, et elle ne pouvait presque rien saisir de ses mains. Le pouls était plein, lent, les excrétions en bon état. J'avais remis à deux jours plus tard à faire l'opération, et à ma grande surprise, en si peu de temps, la tumeur avait triplé au moins de volume ; les symptômes s'étaient de beaucoup aggravés, ce qui me décida à l'ouvrir sur-le-champ. Je fis une assez grande piqûre avec une lancette ordinaire. La tumeur ne *con-*

tenait absolument que de l'air, il n'y avait pas une seule goutte de liquide. Le crâne était *carié* dans toute la base de la tumeur, *et toute la partie primitivement atteinte avait l'apparence d'une ruche à miel.*

Une heure après cette ouverture survint une hémorrhagie considérable qui m'obligea à l'agrandir, afin de pouvoir introduire entre le péricrâne et le crâne de la charpie et de la farine de froment, n'ayant plus rien sous la main. — Les linges du pansement ne se détachèrent pour laisser voir l'os à découvert qu'au sixième jour, et alors, contre mon attente, de bonnes granulations couvraient toute la surface, à l'exception d'une petite portion de chaque pariétal très-éloignée du centre de la tumeur. — Il n'y eut pas ce pus fétide qui accompagne ordinairement les ulcères carieux. Il se montra toujours louable dès le premier pansement. Le péricrâne et le crâne adhérèrent fermement au bout de trois semaines, sans trace d'exfoliation, et la plaie fut cicatrisée bientôt après.

» Tout symptôme disparut à l'instant même de l'ouverture de la tumeur, autant que je puis l'assurer, à cause de l'alarme que fit naître l'hémorrhagie, ce qui empêcha la malade pendant deux jours de rendre compte de ses impressions.

» Environ six mois plus tard, le 13 septembre 1780, j'appris qu'une autre tumeur s'était montrée sur la tête. A l'examen, elle parut être de la même espèce, mais elle n'était accompagnée d'aucun fâcheux symptôme; elle était située à la partie la plus inférieure du pariétal droit, s'étendant au travers de la suture sagitale à une petite partie du pariétal gauche. Elle avait la grosseur d'une noix environ, et son contenu était absolument le même que celui de l'autre. L'os avait l'aspect de celui qui a subi une exfoliation. La plaie resta longtemps ouverte. Lorsque cette dernière tumeur fut incisée, l'oreille gauche perçut un bruit d'air.—Pour toute circonstance étiologique, on apprit que huit ans avant l'apparition de la tumeur, la malade avait fait une chute de cheval sur le pavé. Elle en perdit ses sens pendant quelques minutes, mais elle ne se rappelle pas qu'aucune partie de sa tête ait été meurtrie ou frappée alors ni jamais. »

Ce fait n'a été accompagné d'aucune réflexion, ni par le chirurgien qui l'a observé, ni par W. Hunter qui l'a communiqué à la Société des Médecins de Londres. Cette qualité de tumeur *flatulente* n'a pas fait rechercher à quelle cause elle pouvait emprunter cette condition. La question était donc moins avancée, si l'on peut ainsi dire, au second fait qu'au premier.

Lecat, en effet, avait rapproché son observation d'un fait d'emphysème du front; il est vrai qu'il n'en avait pas non plus recherché ou du moins trouvé l'origine.

Mais ici, que de circonstances plus saillantes! D'abord une cause traumatique présumée; mais après, cette compression avec la main qui fait disparaître la tumeur; le bruit qu'elle fait éprouver dans l'oreille gauche en rentrant; les accidents nerveux de compression à une certaine époque de sa durée; l'aspect des parties osseuses après l'incision, qui les fait ressembler à une ruche à miel : que de traits de lumière pour arriver à a vérité! Cependant, elle n'est pas même cherchée.

Le troisième fait dans l'ordre chronologique se ratta-
che plus directement aux plaies de tête; mais il appar-
tient évidemment aussi à notre sujet. Le siége de la
blessure, la formation d'une *tumeur gazeuse,* lui assi-
gnent une place dans le cadre que nous traçons.

IIIᵉ Observation.

Cette observation, publiée dans les *Mémoires de la
Société médicale* de Londres, a été communiquée à
cette Compagnie le 7 avril 1792 par le Dʳ Clough. Le
fait avait été recueilli par le Dʳ Thomas Denmon Led-
ward, chirurgien de la Bounty, sous le titre de *plaie
de tête (wound of the head)* [1].

Le 15 août 1785, Élisabeth Sturges, âgée de dix-huit
ans, reçut une petite blessure dans la tempe gauche,
justement au-dessus de l'os de la mâchoire, avec une
faucille. Le coup a été porté avec peu de force en apparence; l'instrument reste fixé par sa pointe dans la
blessure et est extrait avec la plus grande difficulté.
La blessée perd les sens, mais revient bientôt à elle et
continue son travail jusqu'à l'après midi. Elle est saisie
alors de rigor, d'une vive douleur dans la tête; elle se
refroidit, éprouve de fréquentes envies de vomir; elle est
très-agitée, passe une très-mauvaise nuit, et le matin
elle éprouve du délire. Le soir, un chirurgien fut mandé,
qui la trouva privée de la parole : *une tumeur emphysémateuse occupait le côté gauche de la tête et du col,
entourant l'œil de ce côté.* La respiration était suspen-

[1] *Memoirs of the medical Society of London.* 1795. — Vol. IV,
p. 424.

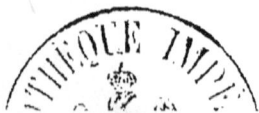

due, stertoreuse ; le pouls intermittent. La pupille de l'œil droit était très-dilatée. Les cheveux étaient baignés d'une sueur froide et ses extrémités glacées.

En examinant la tempe, on trouva une petite blessure dans laquelle un stylet fut introduit avec la plus grande difficulté, et l'on ne put découvrir ni fracture ni dépression. — Une branche de l'artère temporale était divisée, et environ cinq onces de sang furent extraites par là. Ce fut tout ce que l'on put tenter pour soulager la malade, car elle mourut cinq ou six minutes après.

En disséquant les téguments, qui étaient extrêmement résistants et gonflés de l'épaisseur d'un pouce, on découvrit que la pointe de l'instrument avait pénétré à travers le temporal, environ à *un demi-pouce* au-dessus de l'os maxillaire, faisant un petit trou, sans dépression, propre à admettre à peine une aiguille un peu forte. En soulevant une partie de l'os, on trouva que la faucille avait pénétré à travers les méninges en s'avançant jusqu'à un demi-pouce environ dans la substance cérébrale, dont une portion était remplie de sang coagulé, ainsi que les interstices des membranes.

Dans ce fait, pas plus que dans le précédent, l'attention de l'observateur n'a été dirigée vers la recherche de la cause de la tumeur gazeuse [1]. — La rapidité de la mort, la recherche de la lésion du cerveau, ont faci-

---

[1] Je dois à l'érudition si exacte et si complète de mon honorable confrère et ami, le Dr E. Gintrac, la connaissance de ce fait, consigné dans son riche Répertoire sous le nom de *tumeur gazeuse du crâne*, malgré le titre de PLAIE DE TÊTE, sous lequel l'auteur l'a publié.

lement détourné l'attention de cette circonstance, qui était très-secondaire, la flatulence de la tumeur.

Un demi-siècle s'écoule avant qu'un nouveau fait vienne porter encore un peu de lumière sur ce sujet toujours inconnu; mais raconté avec des circonstances plus précises et plus multipliées, il va nous fournir des conclusions mieux fondées.

C'est au *Recueil des Travaux de la Société médicale du département d'Indre-et-Loire* que j'emprunte le 4° cas de tumeur emphysémateuse du crâne qu'on va lire, et que M. Pinet, chirurgien en chef de l'hôpital de La Rochelle, a publié sous le titre de *pneumatocéphale externe* [1].

IV° Observation.

Pichot (François), trente-trois ans, menuisier, d'une bonne santé jusque-là, sentit se développer, il y a cinq ans, sans cause appréciable connue, une petite tumeur dans la région occipitale. Dans l'espace de six mois, elle acquit la grosseur d'une noix. Indolente, elle devint du volume du poing au bout de deux ans. Un chirurgien y fit une ponction, la tumeur s'affaissa. La plaie cicatrisée peu de temps après, la tumeur se reforma et souleva le derme au même endroit. Nouvelle ponction [2], nouvelle cicatrice : la tumeur reparaissait toujours un peu plus haut que précédemment.

---

[1] Voyez *Recueil des Travaux de la Société médicale du département d'Indre-et-Loire*, 2° série, année 1833, p. 38 et suiv.

[2] On ne dit pas ce qu'il en sortit.

Trois ans après, il fait une chute en arrière sur la partie inférieure du tronc; aussitôt, il fut pris de paralysie de la langue. Il entra alors à l'hôpital civil de La Rochelle. Il ne pouvait articuler quelques mots qu'en faisant mouvoir sa langue avec un manche de cuiller. Après quarante jours de traitement, la parole devient plus libre, mais il prononce avec difficulté, d'un son nazillard, ce qui ferait croire qu'il existe chez lui une altération de l'ethmoïde ou du voile du palais, bien qu'un examen attentif des fosses nasales et du gosier n'en offre aucune trace. Pendant son séjour à l'hôpital, on s'aperçoit qu'il porte à la région occipitale une tumeur du volume du poing, donnant un son tympanique à la percussion, qui d'ailleurs n'était nullement douloureuse. D'après les renseignements donnés par le malade, on ne put penser que cette tumeur provint de la chute qui avait produit la paralysie de la langue, puisqu'elle existait avant et n'était que la récidive d'autres semblables ayant leur siége au même lieu. — M. Pinet y pratique une incision de quelques lignes, en fait sortir *un fluide gazeux,* et avec de l'éponge préparée maintient écartées les lèvres de la plaie, qui donne d'abord une petite quantité de sérosité, puis une suppuration peu abondante. — Le malade sort de l'hôpital guéri de sa paralysie et débarrassé de sa tumeur. — La plaie se cicatrisa entièrement après quelques mois ; mais la tumeur ne tarda pas à reparaître et augmenta tellement pendant dix-huit mois, qu'elle s'étendit à tout le crâne et força le malade à rentrer à l'hôpital le 10 novembre 1830.

Examiné le lendemain, on trouve la plus grande

partie du derme chevelu énormément soulevé et distendu; on ne peut, par la pression, atteindre les parois
osseuses. La *percussion donne une résonnance tympanique* des plus prononcées. — Cette tumeur, évidemment gazeuse, occupe presque toute la face externe du
crâne, excepté une portion, qui serait assez bien limi-
tée par les attaches supérieures du muscle temporal et
par la partie moyenne du muscle sourciller, et à laquelle
les parties molles très-saines adhèrent encore. On ne
sent pas sur le pourtour de cette tumeur de crépitation
emphysémateuse, mais sa surface présente un assez
grand nombre de bosselures inégales, parmi lesquelles
deux considérables, situées à la région occipitale et séparées par un léger sillon transversal; *une autre, dans
les régions mastoïdienne et temporale, renversait
en dehors le pavillon de l'oreille.* Sur la partie supérieure du crâne, on voit différentes grosseurs remar-
quables par leur mollesse; mais la plus considérable de
toutes, située au-dessus de l'œil gauche, occupe la
moitié gauche du coronal et s'étend dans la fosse zygomatique jusqu'à l'arcade de ce nom; elle fait une saillie
de trois pouces et distend énormément toutes les parties voisines. — Une autre bosselure, assez petite, au-
dessus de la bosse nasale, soulève la peau jusqu'à la
partie moyenne des os propres du nez.

La forme générale de la tumeur ressemble à un énorme
turban, faisant une saillie beaucoup plus considérable
à gauche qu'à droite. La tête, mesurée avec soin, donne
une circonférence de 2 pieds 5 pouces; d'avant en arrière, 1 pied 8 pouces; d'une oreille à l'autre, 1 pied
6 pouces; des sourcils à la partie supérieure de la tu-

meur, 7 pouces de hauteur; au-dessus de l'oreille gauche, elle fait latéralement une saillie de 3 pouces.

Les cheveux sont noirs, épais; on les rase. — Le malade n'éprouve point de douleur à la tête, mais seulement un sentiment de malaise causé par la tension de la peau. Toutes les fonctions sont régulières. — Quoique maigre et pâle, le malade, d'un tempérament lymphatico-nerveux, paraît être d'une assez forte constitution.

Ce fait rare est l'objet d'une consultation à l'hôpital. Personne n'en a vu ni n'en connaît de semblable. La résonnance tympanique indique sa nature. Il n'y a point de fluctuation; on écarte tout soupçon d'insufflation artificielle. On discute l'indication à remplir. — M. P... l'emporte pour une ponction exploratrice. Il pratique dans la région occipitale, vers la partie la plus déclive de la tumeur, une ponction à l'aide d'un trois-quart rougi, dont il laisse la canule dans la plaie. Le Dr Drouineau recueille le *gaz* dans une vessie. La tumeur s'affaisse en grande partie d'elle-même; mais il faut exercer une légère pression sur les parties antérieures et les plus éloignées de l'ouverture, pour faire sortir la totalité du *gaz* qui remplit presque entièrement la vessie; *il ne sort aucune autre matière.* Les téguments, qui avaient été si énormément distendus, tombent en replis autour de la tête. En palpant la surface crânienne, l'opérateur sent sur la partie antérieure du coronal des éminences et des enfoncements qui indiquent évidemment une affection pathologique de cet os. — Les rugosités deviennent de plus en plus prononcées en s'avançant vers la fosse zygomatique gauche, dont l'apophyse paraît en partie détruite et vacillante. Le bord supérieur du coronal fait une légère saillie au-dessus des pariétaux, qui, vers cet endroit, semblent être un peu déprimés, — ce qui provient sans doute, dit l'observateur, de la destruction de la table externe de cet os. — Le pariétal gauche est très-rugueux dans toute son étendue; le droit ne l'est qu'en partie, en haut et en arrière; le temporal gauche offre la même altération, *mais plus profonde encore,* jusque près de l'orifice *externe du conduit auditif.* L'apophyse *mastoïde* gauche paraît être beaucoup plus altérée que la droite; l'occipital est de tous ces os celui qui a le plus participé à l'altération. — La sensation que le tact médiat avait donnée est confirmée par un stylet boutonné qui trouve les os dénudés très-rugueux. Pour en acquérir une persuasion plus grande, M. P... agrandit l'ouverture assez pour y introduire le doigt, avec lequel il atteint les *régions mastoïdienne et pariétale,* et sent très-distinctement *ces os parsemés de rugosités.*—Un pansement fut fait avec une mèche, introduite dans l'ouverture, des plumasseaux et des compresses.

Le lendemain, à la levée de l'appareil, on trouve le derme revenu sur lui-même, ne formant plus aucun repli, mais encore distendu par du *gaz* à la partie antérieure et supérieure du crâne. Une incision y est pratiquée, et à l'aide de légères pressions on fait sortir la matière gazeuse. —Des injections détersives furent faites et une mèche fut placée. En peu de jours la suppuration devient peu abondante, épaisse, blanchâtre, mais d'une odeur *fétide caractéristique de l'altération des os.*—Deux contre-ouvertures furent successivement pratiquées, une dans la fosse zygomatique, l'autre dans la région mastoïdienne gauche, et on pansa ces deux sétons pendant plus de deux mois. — La santé de P... s'améliora d'une manière évidente; l'appétit revint et les douleurs de la tête s'étaient dissipées. — Quant à l'affection locale, le mieux était plus grand et plus surprenant. Le péricrâne semblait être adhérent à toute la région crânienne; les rugosités, les éminences et les enfoncements avaient partout disparu, excepté près du conduit auditif et dans la région *mastoïdienne du côté gauche,* où l'on sentait quelques inégalités auxquelles la peau n'adhérait pas; tandis que dans les parties voisines les téguments adhéraient, *dans la région mastoïdienne* apparut un *soulèvement gazeux* qui acquit le volume d'une noisette. On l'incisa; le gaz sortit, et tout fut cicatrisé au bout de quelques jours, sans aucun décollement. — La guérison a été complète. M. P... a revu son malade, après trente mois, se livrant à ses travaux ordinaires, avec de l'embonpoint et des forces, enfin dans l'état le plus satisfaisant.

Ce fait a été l'occasion d'un rapport à la Société de Médecine de Tours, et il n'est pas sans intérêt de rappeler ici quelque chose des explications de l'auteur et des commentaires du rapporteur de la Commission.

Disons d'abord, comme celui-ci, qu'il faut louer M. Pinet d'avoir rapporté, avec tous ces détails, un fait aussi nouveau, dont il ne connaissait pas d'analogue et qui soulevait tant de questions. — Et pourtant, au point de vue actuel, nous le verrons plus loin, l'histoire de ce fait offre de grandes lacunes. C'était surtout la question étiologique qui devait attirer l'attention. Or, voici comment elle est envisagée :

C'est d'abord dans les *pneumatoses* qu'on cherche à classer ce fait, mais bientôt on renonce à ce travail, qui éloignerait du but principal ; on reconnaît que l'air qui produit la pneumatose peut provenir du dehors ou être sécrété et dégagé du dedans ; on en vient aux pneumatoses de la tête, et l'on reconnaît que la seule affection de ce genre, mentionnée par les auteurs sous les noms de *pneumato-céphale, pneumato-arachnoïde,* n'est point la même que celle dont parle M. Pinet dans son observation, puisque dans ce fait *l'air paraît avoir été sécrété* à travers les os altérés du crâne, ou entre eux et l'enveloppe tégumentaire, ce qui semble justifier le nom de *pneumato-céphale externe* donné à l'observation. La Commission n'ose pas critiquer toutefois ce nom, bien qu'il ne donne pas une idée exacte de la nature du mal. Elle n'ose pas prononcer non plus le nom de *pneumato-crâne,* lequel, dit le rapporteur, et avec raison, ne serait guère plus satisfaisant.

Pour M. Pinet, cette distension de la presque totalité des téguments chevelus, produite par un *fluide gazeux développé spontanément,* provient de la *carie* de la plus grande partie des os du crâne. — « Mais quelle est, se demande-t-il, la cause de cette espèce de carie sèche de presque toute la calotte crânienne ? Ces os sont-ils nécrosés ou cariés dans toute leur épaisseur, ou seulement dans leur table externe ? Au lieu d'un travail inflammatoire qui, atteignant le cuir chevelu, aurait donné issue à une suppuration éliminatrice des parties nécrosées ou cariées, pourquoi cette décomposition et la

formation d'un gaz acide carbonique? Pourquoi la suppuration ne s'est-elle effectuée qu'après la sortie du gaz et
dès que les parties altérées ont reçu le contact de l'air?
Pourquoi la reproduction du gaz aussitôt la parfaite cicatrisation des téguments? Pourquoi la suppuration,
qui sortait si abondamment par de larges ouvertures et
contre-ouvertures pratiquées à cet effet, n'a-t-elle pas
entraîné des portions d'os mortifiées? Et comment enfin s'est-il opéré un recollement aussi prompt du cuir
chevelu à une surface osseuse si évidemment cariée,
et par cela seul, une cure aussi rapide qu'inatten-
due?»

A la solution de toutes ces questions, si facile, au
moins pour la plupart quand on sera sur la voie, comme
nous le verrons plus loin, M. Pinet trouve « une ex-
trême difficulté, pour ne pas dire impossibilité,» puisqu'il n'existe, dit-il, dans les auteurs *aucun exemple* d'un
semblable fait, pour l'explication duquel l'anatomie pathologique et ses déductions seraient indispensables. —
Ce qui frappa le plus l'auteur de cette observation et
qui la rendait si extraordinaire, c'était qu'une surface
osseuse si étendue se soit cariée, quoique superficielle-
ment, sans que le malade ait éprouvé pour ainsi dire
de douleur, sans qu'il y ait eu ni turgescence ni inflammation des parties molles, sans qu'il se soit formé
de suppuration, mais seulement production d'un fluide
gazeux, auquel on a reconnu tous les caractères du gaz
acide carbonique [1]. Aussi M. Pinet conclut-il que ce

---

[1] Cette condition, en effet, devait éloigner de toute supposition que ce gaz fût du gaz atmosphérique, et par conséquent
provenant du dehors. Et encore aujourd'hui, avec la théorie que

singulier phénomène peut provenir soit de la *lenteur
et du peu d'intensité* du travail inflammatoire, soit de
la décomposition de la matière purulente ou des parties
cariées, soit enfin d'une *altération et d'un travail
morbide tout à fait particuliers*. — Enfin, dans son
embarras, l'auteur croit que, grâce au progrès de la
chimie animale, il serait assez facile de donner une sa-
vante explication d'un *fait si surprenant*, — explication, ajoute-t-il, qui ne saurait être que conjecturale.

En face de ce fait seul, il était très-difficile, il faut
en convenir, de s'en faire une idée claire et juste, et la
lumière ne devait jaillir que du rapprochement et de la
comparaison de faits analogues. — Nous le prouverons
lorsque nous reviendrons sur quelques-unes des circonstances déjà mentionnées pour établir la vraie doc-
trine des tumeurs emphysémateuses dont nous nous
occupons.

Avant d'en finir avec ce fait, toutefois, ajoutons un
mot qui résume l'opinion des membres de la Commission
qui avaient eu à l'apprécier. Ils ne peuvent partager
l'avis de M. Pinet. — « Non, disent-ils hardiment, il
n'y a eu ni *carie* ni *nécrose* dans toute l'acception de
ces termes, mais bien *seulement des végétations* ou
une altération analogue de la surface osseuse, provenant sans doute de *cause syphilitique*[1], et contre

nous croyons être la vraie, cette circonstance est très-embar-
rassante et fait regretter que l'observation ne soit pas plus explicite à cet egard, et qu'on n'ait pas dit comment le Dr Drouineau avait constaté les propriétés du gaz acide carbonique.

[1] Il n'est pas étonnant que dans un cas si obscur, une lésion

laquelle un traitement spécial a eu les plus heureux effets. » Et avec cette opinion sur l'altération osseuse, « tout s'explique, dit la Commission, *moins sans doute la pneumatose.* » — Qu'est-ce donc que ce *tout?* On voit qu'on ne s'est pas préoccupé, d'après cela, du vrai caractère de la maladie.

Si nous n'avions eu à enregistrer que ces quatre premiers faits, probablement l'obscurité eût continué à régner sur cette importante question; mais le moment n'était pas éloigné où un fait nouveau, à vingt ans de distance, viendrait dissiper les ténèbres, et en portant la lumière sur les observations passées, leur emprunterait à son tour une plus vive clarté.

En effet, en janvier 1854, le Dr Balassa, professeur à la Clinique chirurgicale de l'Université royale de Pesth (Hongrie), publiait, dans la Revue médico-chirurgicale de M. Malgaigne, sous le titre de *Mémoire sur une tumeur emphysémateuse du crâne,* l'histoire d'un fait très-remarquable. — La nouveauté de ce fait était trahie par cette épigraphe, mise en tête du Mémoire : *Obstupuere omnes, intentique...* et par ces premières phrases de l'auteur : « Tel titre, telle devise. En effet, il n'y a pas d'exemple de tumeur emphysémateuse au

osseuse si insolite, on ait été à la recherche d'une cause syphilitique. Lecat avait aussi recherché cette cause et l'avait mise de côté. Ici, le malade ayant éprouvé, à l'âge de quinze ans, une blennorrhagie qui ne fut traitée que par des boissons adoucissantes, fut soumis à un traitement anti-vénérien. Mais rien ne prouve que ce traitement ait été pour quelque chose dans sa guérison, puisque, même avant son emploi, le recollement des parties molles avait marché vers une heureuse terminaison. Et puis, une blennorrhagie est-elle la syphilis?

crâne jusqu'à présent [1], et une pareille tumeur doit être regardée, par quiconque connaît l'anatomie, comme une énigme pathologique. »

L'importance de ce fait m'oblige à le reproduire tel que l'a donné son auteur :

Vᵉ Observation.

« Émeric Esosz, garçon de moulin de Kerkemet, âgé de seize ans, se présente le 7 janvier 1853 à la Clinique chirurgicale, pour une tumeur située à la moitié droite du crâne et offrant une fois et demi le volume du poing. Il raconte que cette tumeur avait commencé à se développer dans la région temporale, il y a cinq ans. Il n'y avait pas fait d'abord une grande attention, attendu qu'elle ne déterminait aucune douleur ni aucune sorte d'inconvénients ; à la même époque, il avait découvert par hasard une dépression de l'os sous le cuir chevelu de la région *rétro-auriculaire,* et ce ne fut que beaucoup plus tard qu'il observa une tumeur sur la partie latérale du crâne (sur l'os pariétal), analogue à celle de la tempe.

» Enfin, après quatre ans révolus, les tumeurs prenant toujours un développement plus marqué, on consulte un médecin de la province, qui ouvrit l'emphysème du crâne à l'aide d'un instrument tranchant. Il n'en

[1] M. Malgaigne, après avoir enregistré l'observation, relève cette assertion de l'auteur et dit qu'elle n'est pas unique comme il le pense ; mais M. Malgaigne lui-même, dont on connaît la profonde érudition, ne mentionne néanmoins et ne connaît par conséquent que le fait de Lecat. — *Loc. cit.,* p. 22 à 27.

sortit que du sang mêlé d'air, et la tumeur s'affaissa presque complétement; mais la joie du malade fut de courte durée, la tumeur ayant reparu presque aussitôt après la cicatrisation de la plaie et n'ayant pas tardé à reprendre la même grosseur qu'auparavant. La tumeur diminuait parfois sensiblement quand le malade se couchait du côté droit; mais il ressentait, dit-il, en même temps, une certaine oppression des poumons. Bien que peu robuste et de petite taille, il offre d'ailleurs une constitution assez satisfaisante, mais un peu lymphatique. — Sa mère dit qu'il était sujet à la toux et à la grippe; aussi fallait-il le ménager au travail. — Il porte au cou la cicatrice d'un abcès qu'il a eu dans l'enfance.

» La nature de la tumeur, élastique et gonflée, fit qu'on recueillit ces renseignements avec attention. Le son tympanique à la percussion, qu'on trouvait partout, ne laissait aucun doute sur la présence de l'air.

» Au premier examen, je présumai que la tumeur communiquait avec les poumons, à cause de l'oppression ressentie à la suite de l'affaissement de la tumeur sous une pression mécanique. Les traces d'une suppuration ancienne au cou pouvaient encore être invoquées à l'appui; mais ne trouvant aucun vestige d'un trajet anormal entre les parties, cette hypothèse fut abandonnée pour chercher une communication de la tumeur avec les voies respiratoires dans leur partie supérieure. Dans ce cas, l'air pouvait passer par l'antre d'Highmor ou par la trompe d'Eustache. La première supposition avait des probabilités en sa faveur, puisque la tumeur temporale, située si près de l'antre d'Highmor, avait apparu la première. En conséquence,

je tamponnai d'abord l'orifice postérieur de la fosse nasale du côté droit ; puis, faisant exercer une compression méthodique sur la tumeur, je plaçai en même temps
devant la narine droite une bougie allumée, puis une
plume légère suspendue à un fil. S'il y avait eu communication avec l'antre d'Highmor, la tumeur comprimée devait repousser l'air dans cette cavité d'abord, et de
là par la narine, et faire vaciller la flamme et la plume.
Mais rien de pareil n'eut lieu, et dès lors il n'était plus
question d'une autre voie de communication que par la
trompe d'Eustache. — L'on sait que dans toute aspira-
tion violente, comme quand on se mouche, l'air com-
primé dans les fosses nasales et le pharynx reflue par
a trompe d'Eustache jusque dans la cavité du tympan,
et assurément aussi jusque dans les cellules de l'apophyse mastoïde. — « *Gutta cavat lapidem.* » — Cette
pression de l'air, fréquemment répétée, ne pouvait-elle
avoir déterminé la rupture de la lamelle mince et fra-
gile de l'orifice des cellules mastoïdiennes, tandis que
la membrane du tympan, grâce à son élasticité, aurait
résisté ? — Afin de m'en assurer, j'appliquai mon oreille
sur celle du malade, en faisant exercer une compression interrompue et saccadée sur la tumeur ; à chaque
effort de pression, j'entendais distinctement *un bruit
continu,* qui cessait aussitôt que la pression était suspendue.

» Cette expérience répétée à plusieurs reprises, non-
seulement devant les élèves de la Clinique, mais égale-
ment devant la Faculté de Médecine et la Société royale
des médecins, donna constamment le même résultat.
On avait donc là un élément de diagnostic. Restait à

vérifier si la trompe d'Eustache était rétrécie ou dilatée.

» Au moyen du doigt introduit dans le pharynx, en arrière des fosses nasales, ou constatait que sa paroi droite offrait un plan inégal avec un orifice où la sonde, introduite par la narine, se trouvait mal fixée et vacillante, dans une dépression infundibuliforme. Cette circonstance s'opposait à ce que je pusse insuffler de l'air dans la trompe d'Eustache, tandis que le malade, avec un effort d'expiration un peu continu, la *bouche et le nez fermés,* parvenait aisément à distendre la tumeur au plus haut degré. La partie droite du pharynx n'était ni squirrheuse ni ramollie. Le doigt qui l'examinait en était toujours pourtant couvert de sang. En poursuivant cette exploration, je découvris que le pharynx, dans la portion rétro-nasale, offrait une conformation toute particulière, sa cavité étant divisée en deux par la cloison nasale, prolongée jusqu'à la paroi postérieure, et la portion droite étant plus large, tandis que la gauche n'offrait aucune altération de l'état normal.

» Avec ces données anatomiques, il était hors de doute que dans l'effort expiratoire, le nez et la bouche fermés, l'air passait dans la cavité du tympan par la trompe d'Eustache, de là dans les cellules mastoïdiennes, et finalement sous la peau du crâne, à travers une perforation de la lamelle externe de l'apophyse mastoïde. La présence de l'air sous la peau, déjà indiquée par l'examen de la tumeur, devenait encore plus évidente par l'investigation de la surface de l'os, sur laquelle on rencontrait, surtout aux limites de la tumeur, de nombreux ostéophytes qui rendaient cette surface

au toucher tout inégale, onduleuse et pleine de gerçures [1].

» La perforation de la paroi externe de l'apophyse
mastoïde n'était pas simple, mais multiple et comme
criblée ; ainsi, les deux tumeurs étaient complétement
séparées par l'insertion semi-circulaire du muscle temporal ; la compression exercée sur l'une des tumeurs
ne déterminait pas une plus forte distension de l'autre.

» La nature de cette *tumeur singulière* est, autant
que je sache, *sans exemple dans les annales de la
chirurgie.* Étant ainsi éclairée anatomiquement à ma
satisfaction, son origine pathologique n'en restait pas
moins obscure et énigmatique. On ne pouvait pas supposer une affection du système osseux ayant produit
des perforations et la formation de canaux, puisqu'on
n'avait jamais aperçu de ce côté de traces de sécrétion
purulente. Il me parut seulement probable que la pression violente, réitérée de l'air, avait été la première cause
de l'affection ; qu'ensuite la *résorption* et l'*atrophie,*
s'emparant de l'os voisin, avaient déterminé à la fin
un élargissement des cavités avec perforation des lamelles. — On pouvait considérer comme prédisposition
la construction singulière de la cavité du pharynx,
aussi bien qu'un léger amoindrissement de la consistance de l'os dans cet individu lymphatique ; et enfin,
comme cause occasionnelle, la fréquente nécessité de
se moucher chez un sujet exposé, comme nous l'avons
dit, à de fréquents rhumes de cerveau.

[1] Nous avons voulu conserver cette expression de *gerçures,*
qui dans les autres observations se trouve représentée par celle
plus significative de *rugosités.*

» Du reste, l'explication fût-elle erronée, les données du diagnostic suffisaient pleinement à diriger le traitement. Il ne pouvait consister qu'en deux moyens : l'un de fermer ou du moins de resserrer les canaux élargis ; l'autre, si le premier ne suffisait pas, d'offrir à l'air introduit un passage libre au dehors. Pour satisfaire à la première indication, on aurait dû pratiquer des injections caustiques ou même appliquer le cautère actuel dans la trompe d'Eustache ; mais ni l'un ni l'autre de ces agents n'offrait une suffisante sécurité ; c'est pourquoi je résolus de préférer la deuxième méthode, c'est-à-dire d'établir une ouverture permanente qui serait de nature à offrir à l'air un passage libre à l'extérieur, pour prévenir son accumulation sous l'aponévrose. J'avais à choisir dans ce but entre deux endroits : la membrane du tympan et la partie inférieure de la tumeur. Tous deux se trouvaient dans la direction de la trompe et au point où l'air abandonnait la voie normale pour celle établie par la maladie. — Bien que la perforation du tympan offrît quelques avantages, tels qu'une direction plus droite, une lésion moindre, avec peu ou point de suites immédiates, je préférai néanmoins la partie inférieure de la tumeur, craignant avec raison que la perforation existante de l'os ne fût plus large que l'orifice du conduit auditif externe, et qu'en ce cas l'air ne continuât, du moins en partie, de s'infiltrer sous la peau du crâne ; et d'un autre côté, je ne voulus pas attenter à l'intégrité d'un organe si essentiel à l'ouïe, ayant si peu de probabilité pour le succès de mon traitement.

» En conséquence, je fis une ouverture, large d'un

pouce et demi, près du bord inférieur de la tumeur, où plusieurs *gerçures* indiquaient suffisamment le siége principal des perforations de l'os. Immédiatement, l'air contenu s'échappa au dehors, avec un applatissement marqué de la tumeur. Pour tenir la plaie ouverte et pour établir un passage permanent à l'air, je mis dans la plaie une canule de gutta-percha et la fixai au moyen d'un emplâtre fenêtré. Cette canule devait provoquer une exsudation qui, de son côté, serait capable de la fixer à demeure; après quoi je me proposais de comprimer les parois de la tumeur, pour donner lieu à une inflammation exsudative, qui plus tard empêcherait l'air d'entrer dans les cavités.

» Cette compression dut être pratiquée d'une manière énergique, l'exploration de la surface osseuse, mise à nu par l'incision, ayant vérifié notre conjecture de la nature multiple et criblée de la perforation. Ainsi, il existait des trous, non-seulement en dehors des rayons de la canule, mais aussi en avant de l'insertion semi-circulaire du muscle temporal, ce qui démontrait l'expansion de la tumeur temporale à chaque effort du malade, même lorsque la tumeur pariétale était le plus comprimée. J'exerçai cette compression au moyen de bandelettes agglutinatives assez larges et longues, puis de la charpie et de petits morceaux d'éponge.

» Le but que je m'étais proposé par ce traitement était bien modeste : c'était d'empêcher l'emphysème de s'étendre davantage et peut-être aussi de provoquer une adhésion permanente des parties molles aux os, et je n'espérais pas empêcher l'introduction de l'air dans les cellules mastoïdiennes. Ainsi, non-seulement ce traite-

ment n'était que palliatif, mais encore il devait entraî-
ner le grand désavantage pour le malade de ne pouvoir
se livrer à aucun effort soutenu, puisque la canule aurait offert à l'air une issue toujours ouverte.

» Mais le résultat a dépassé mes espérances les plus
hardies. La compression, exercée avec force, détermina
bientôt, sous la forme d'érysipèle, une violente inflammation, avec une sécrétion purulente si abondante,
que je me vis forcé d'enlever le bandage le quatrième
et le cinquième jour après l'opération. Les cavités anor-
males se remplirent de pus, qui s'échappait par la plaie,
et plus tard même par la bouche, à chaque effort de
toux, et enfin aussi par l'oreille.

» En même temps le malade, qui n'avait eu jusqu'a-
lors que la fièvre ordinaire à la suite des opérations,
fut pris de frissons très-irréguliers, avec une diarrhée
profuse et un affaiblissement visible des forces. Le sul-
fate de quinine, à la dose de 10 grains, ne sembla pas
d'abord avoir d'effet sur les paroxysmes de frissons;
mais après la sixième attaque, ils devinrent pourtant
plus légers et ne furent suivis que de deux attaques
beaucoup plus faibles. Dès lors la fièvre continue s'a-
moindrit sensiblement de jour en jour, l'appétit et les
forces revinrent avec la disparition des symptômes gé-
néraux, la suppuration diminua à vue d'œil, et la plaie
se ferma enfin totalement dans la cinquième semaine
après l'opération.

» Le résultat fut frappant : les parois de la tumeur
adhéraient fortement à l'os, et les efforts les plus éner-
giques du malade n'altéraient en rien ces adhérences;
la destruction de la membrane du tympan ne diminua

que faiblement la puissance auditive; au surplus, il n'y avait plus d'échappement d'air par l'oreille à la plus forte pression, ce qui mettait en évidence que la trompe d'Eustache était devenue imperméable. En un mot, la guérison était complète.

» Le malade fut de nouveau présenté aux corps savants qui l'avaient vu avant le traitement, et sa guérison constatée se maintenait parfaite encore deux mois après. »

Nous avons dû laisser à l'auteur le soin de rapporter dans tous ses détails cette remarquable observation. Elle vient compléter d'une manière brillante le tableau que nous avons voulu offrir à nos lecteurs.

Il va nous être maintenant facile de déduire de tous ces faits les conséquences pratiques qui en découlent.

Et d'abord, voyons ce que l'anatomie apporte de notions par rapport au siége et à la nature de la maladie.

Ce n'est pas d'aujourd'hui que date la véritable connaissance de la structure de l'apophyse mastoïde. Toutefois, pendant un temps, on a paru, sinon l'ignorer, au moins l'oublier. — En effet, il est plus d'un Traité d'Anatomie où ces notions sont passées sous silence. — Ainsi, celui de Sabatier [1] ne contient, à propos des *temporaux*, que ces mots sur l'apophyse mastoïde : « Elle ressemble à un mamelon et est située à la partie postérieure et inférieure du temporal. » Rien des cellules mastoïdiennes. — Boyer [2], encore plus bref, se borne à dire, dans l'article *Temporal* : « Cette apophyse est

---

[1] *Traité d'Anatomie,* édit. de 1798, t. Ier, p. 56-63.

[2] Boyer; *Anatomie,* 2e édit., 1803, t. Ier, p. 109.

plus ou moins saillante suivant les sujets. » Et Bichat même n'est pas plus riche à cet égard [1] : « Le temporal, dit-il, est *celluleux,* a son apophyse mastoïde, dont la saillie est en raison de l'âge. » — Avec des notions aussi restreintes, on comprend que les pathologistes dussent éprouver quelque embarras pour se rendre compte des phénomènes qu'offrait l'emphysème dans ces régions.

Cependant, déjà Vesale, le premier, avait établi la structure aréolaire de cette portion osseuse, et la communication de ses cavités avec la caisse du tambour; il appelait *antre mastoïdien* les cellules mastoïdiennes [2].

Mais Riolan avait été plus explicite encore, lorsque, pour combattre l'obturation de la trompe d'Eustache, dans certains cas de surdité, il propose la perforation de l'apophyse mastoïdienne, et qu'il dit : *Apophysis mastoïdes cavernosæ, quæ communionem habet cum concha* [3]. Et dans un autre de ses ouvrages, il s'exprime plus explicitement à cet égard : « On voit, dit-il, joignant le tambour, du côté d'en haut, un petit trou fort étroit, mais qui, s'élargissant peu à peu, forme une cavité fort ample et toute pleine de petites fosses semblables *aux logettes* ou *niches d'abeilles.* Cette cavité est renfermée dans l'étendue des procès mamillaires. Vesale, ajoute-t-il, en fait la comparaison avec une mine de grande étendue, parce qu'elle est pleine de quantité d'air. Il arrive, lorsque cet air, qui doit être

---

[1] Bichat; *Anatomie descriptive,* 1801, t. Ier, p. 31-33.

[2] *De corporis humani fabricá. Lib. I.*

[3] Voy. les citations de Dezeimeris, journal *l'Expérience,* t. Ier, 1837-1838, p. 498.

toujours calme et en repos, est agité dans l'oreille, par les secousses d'un vent nouveau, que les oreilles sifflent continuellement [1]. »

Les observations pathologiques de Valsalva [2], qui confirmaient ses descriptions anatomiques, n'empêchèrent pas Morgagni de nier la communication des cellules mastoïdiennes avec la cavité de l'oreille; mais Haller rétablit la vérité sur ce point, et depuis on a pu ne pas mentionner ce fait, comme nous l'avons vu; mais du moins personne ne l'a nié [3].

On voit que des données de véritable *anatomie chirurgicale* avaient été trouvées par des anatomistes avant que leurs ouvrages ne portassent ce titre; mais il faut convenir que, lorsque les travaux ont été plus spécialement dirigés dans ce sens, des notions plus exactes ont été acquises. Ainsi, dans la description de la caisse du tympan, M. Malgaigne [4] s'exprime ainsi : « La paroi postérieure du tympan offre, à son union avec la paroi supérieure, *une ou plusieurs ouvertures irrégulières* qui font communiquer le tympan avec quatre ou cinq grandes cellules creusées dans l'épaisseur de

---

[1] Riolan; *Animadvers. in theatr. anat. Bauhini*, p. 423.

[2] Riolan; *De l'Anthropographie*, liv. IV, chap. VI.

[3] Nous pourrions citer ici tour à tour et les anatomistes qui l'ont appuyé de leurs observations, et ceux qui n'en ont pas tenu compte. Parmi les premiers, un des plus judicieux, Laurent Heister, s'exprime ainsi *(Compendium anatomicum, 1748, tomus primus, pag. 20-21)* : *Sinus in apophisi mastoïdea, in cavitatem tympani sœpe hiantes* ... Et dans la description de la caisse du tambour, il dit : *Quartum vero – – foramen — in cellulas processus mastoïdei hiat.*

[4] *Anatomie chirurgicale*, 1838, t. Ier, p. 343.

l'apophyse mastoïde (*logettes* de Riolan). Elles ne sont guère développées que vers l'âge de trente ans; elles dépasseut rarement la moitié antérieure de l'apophyse. L'apophyse contient en outre du diploé, dont les cellules ne doivent pas être confondues avec celles-ci. — M. Malgaigne revient, à propos du développement des os, sur l'évolution de cette apophyse, et pour consacrer, je crois, une erreur, lorsqu'il dit : « L'apophyse mastoïde est peu développée avant la puberté. » Et il répète : « Ce n'est guère que vers l'âge de trente ans que ces cellules sont assez dilatées pour offrir des chances de succès à la trépanation [1]. »

Déja Arnemann avait établi qu'on pouvait tenter cette opération après l'âge de seize ou dix-sept ans, et depuis, Rosenthal a montré que dès l'âge de cinq ans ces cellules avaient assez d'ampleur pour que l'opération ne fût pas impossible [2]; et le dernier fait de M. Balassa, dont le malade n'avait que seize ans, prouve expérimentalement qu'Arnemann avait raison.

Mais il est, dans ce même article de M. Malgaigne, un point qui nous intéresse et qui peut-être nous ser-

---

[1] Au moment où notre Mémoire est sous presse, nous voyons, dans la 2e édit. du *Traité d'Anatomie chirurgicale* de M. Malgaigne qui vient de paraître, que ce professeur a modifié l'article que nous citons. Il admet maintenant, avec Arnemann, le développement plus hâtif des cellules mastoïdiennes. Il n'y est plus question de trente ans, et il cite même un cas où la perforation de cette apophyse a été nécessitée et exécutée, par M. Richet, sur un sujet de treize ans; mais il n'a pas fait la moindre allusion aux tumeurs emphysémateuses du crâne.

[2] Ces deux auteurs sont cités par Dezeimeris, dans son Mémoire : *De la perforation de l'apophyse mastoïde, etc., etc. (Expérience, loco citato,* p. 499-500.

virâ à interpréter un phénomène remarquable d'une des observations que nous avons citées ; le voici : dans le tympan se trouve la corde du tympan, filet nerveux qui, détaché, selon H. Cloquet, du ganglion sphéno-palatin ; selon M. Cruveilher, du nerf facial, traverse le tympan, sort par la scissure de Glaser, et va joindre le *nerf lingual,* qui, comme on sait, envoie un certain nombre de filets au gencives. — La présence de ce nerf et la perturbation de ses fonctions à la suite de la chute du malade de M. Pinet ne pourraient-elles rendre compte du trouble des fonctions de la langue dans ce fait ? Pour moi, je crois qu'il y a là une liaison étiologique.

Ainsi, l'anatomie éclaire la plupart des phénomènes de l'emphysème du crâne, et surtout la question du siége.

Dans nos cinq observations, les tumeurs occupent la région mastoïdienne en s'étendant en haut sous le muscle temporal, sur les pariétaux et l'occipital, et la ligne de démarcation de l'infiltration gazeuse est formée par les adhérences plus prononcées du péricrâne aux os. — Le développement et la direction des tumeurs flatulentes tient d'ailleurs à des circonstances variables de perméabilité du tissu cellulaire en rapport avec l'infiltration successive des gaz.

Ainsi, il ne peut y avoir aucun doute, dans les cas cités, sur la véritable origine du gaz infiltré : c'est de la trompe d'Eustache, de la caisse du tympan, des cellules mastoïdiennes, qu'il est sorti par une érosion, abrasion, destruction enfin de la lame externe de l'apophyse mastoïde, lame compacte, qui, comme on sait, est très-mince quelquefois. L'augmentation ou la diminution de la tumeur par la compression, par l'action de se moucher ou de souffler, la bouche et le nez fermés, la réductibilité de la tumeur et le bruit produit dans l'oreille pendant qu'elle avait lieu, sont autant de circonstances qui éclairent évidemment sur l'origine du gaz. — Il est un autre caractère anatomique qui, à lui seul, aurait pu dissiper toute incertitude, dans trois de ces faits au moins : c'est l'aspect de la portion osseuse une fois la tumeur ouverte. « L'os découvert paraissait *creusé en rayons,* dit Lecat. » « Toute la partie primitivement atteinte avait *l'apparence d'une ruche à miel* » dans le fait du Dr Lloyd; « la perforation de la paroi externe de l'apophyse mastoïde n'était pas simple, mais *multiple* et comme *criblée* » chez le malade du professeur de Pest, et même dans le cas de M. Pinet. Les inégalités, les rugosités et les creux de la surface osseuse, et cette circonstance que, lorsque le péricrâne adhérait presque partout, c'était sur l'apophyse mastoïde seule que se rencontrait une petite tumeur gazeuse, tout accusait la véritable origine du gaz. — Ce point est on ne peut mieux éclairci, ce me semble.

Un autre bien plus difficile à élucider, c'est celui du point de départ de la cause de l'altération osseuse, de la véritable étiologie enfin.

Qu'une diathèse ne puisse porter son action sur cette portion de l'apophyse mastoïde, on ne peut le nier; — mais dans les faits cités, rien n'établit cette cause d'une manière assez certaine. — Quoi qu'en ait dit M. Pinet, rien ne prouve l'action évidente de la syphilis dans la

IVᵉ Obs. Dans la Vᵉ, on pourrait bien soupçonner l'influence de la diathèse scrophuleuse, mais elle ne paraît pas mieux fondée; et quant aux autres faits, il n'y a pas même de soupçon.

Un accident traumatique s'est bien offert dans la IIᵉ Obs. : la chute de cheval sur le pavé; mais c'était huit ans avant l'apparition de la tumeur. La chute de Pichot, qui lui occasionna la paralysie de la langue, pouvait bien avoir quelque rapport avec ce phénomène; mais la tumeur existait déjà depuis deux ans lorsque la chute eut lieu. — En sorte que nous n'avons qu'incertitude quant à l'action de causalité de ces chutes sur les tumeurs emphysémateuses. — Pourrionsnous, avec M. Balassa, accuser comme cause l'effort répété de l'action de se moucher? *Gutta cavat lapidem,* dit-il. Mais que de personnes enchiffrenées, souvent habituellement, qui se mouchent sans cesse, et chez qui rien de pareil n'arrive! — Il est vrai que le malade de Lecat était aussi sujet à des fluxions, à des catarrhes; mais tout cela nous paraît insuffisant. Il faut donc reconnaître notre ignorance à cet égard. — Seulement, des prédispositions individuelles peuvent être accusées de jouer un rôle étiologique, tel que l'étendue des cellules mastoïdiennes, et la minceur de la lame externe qui recouvre cette apophyse. — Quoi qu'il en soit, la cause prochaine est bien la destruction par *érosion,* par *abrasion,* par *altération de la nutrition* de cette portion osseuse, et dès lors l'infiltration gazeuse. Mais quelle est cette affection de l'os?

Lecat ne veut pas qu'il y ait eu exfoliation. Pour lui, c'est une *dépravation* du principe de la solidité des fibres de l'os. Cette dépravation est une *fonte*, mais elle est accompagnée d'*exostoses*, et sans vestiges de *carie* ni d'*exfoliation*, c'est-à-dire de *nécrose*. On voit, dans tout cela, que Lecat ignore le mode d'altération de l'os.

Dans la IIe Observation, l'auteur dit bien que le crâne était *carié* dans toute la base de la tumeur ; mais plus loin il ajoute que le pus fut toujours louable et non fétide comme celui qui accompagne ordinairement les *ulcères carieux;* et plus loin encore, à l'occasion de la tumeur qui se montre secondairement, il ajoute : « l'os avait l'aspect de celui qui a subi une exfoliation ; » mais encore grande incertitude sur la vraie nature de l'altération osseuse.

Quant au quatrième fait, M. Pinet n'est pas plus explicite; il n'est pas non plus d'accord sur ce point avec la Commission. Pour lui, après avoir cru d'abord à une *nécrose,* l'absence de toute exfoliation le détrompe, et il n'a vu plus tard qu'une *carie* de la table externe. Mais en étudiant un des caractères insolites de cette carie, l'absence de *douleur,* d'*inflammation,* de *suppuration,* il conclut qu'elle est due à une *altération,* à un *travail morbide tout à fait particulier.* — Quant aux membres de la Commission, ils sont d'accord pour nier qu'il y ait eu ni *carie* ni *nécrose* dans toute *l'acception de ces termes,* mais ils admettent des végétations ou une altération analogue de la surface osseuse, autrement dit une altération inconnue; car toutes celles mentionnées jusque-là se montrent avec des phénomènes concomitants qui ici ont fait défaut.

M. Balassa invoque les mêmes motifs pour ne pas

supposer une affection du système osseux ayant produit des perforations et la formation de canaux. Mais est-il mieux fondé lorsqu'il accuse la pression constante et réitérée de l'air d'être la cause première de l'affection, ensuite la résorption et l'atrophie s'emparant de l'os voisin qui détermine à la fin un élargissement et des cavités avec perforation des lamelles? Mais la pression de l'air, comment aurait-elle amené la résorption et l'atrophie? N'est-ce pas plutôt parce que déjà cette altération existait, que la pression de l'air a produit son infiltration dans le tissu cellulaire?

Bornons-nous donc à signaler soigneusement les phénomènes que présente cette maladie, et réservons notre conclusion quant à la nature spéciale de l'altération osseuse.

Une altération analogue s'est présentée dans le fait de M. Jarjavay, sur lequel je devais revenir. — A part le siége, qui diffère, il y a beaucoup de rapport quant à la nature de la lésion osseuse, avec ceux qui nous occupent. — Ce fait a donné lieu à l'article *Emphysème* ou *pneumatocèle* des sinus frontaux dans le *Compendium de Chirurgie*[1]. Recueilli par un praticien aussi habile, il ne peut manquer de nous offrir des points pleins d'intérêt. Je vais en rapporter les traits les plus saillants :

Obs. — En septembre 1850, un jeune homme de vingt-cinq ans entre à l'hôpital des cliniques avec une tumeur sur la partie latérale du crâne. Maigre, débilité par la misère, ce malade, dès l'âge de neuf ans, a eu

---

[1] *Compendium de Chirurgie pratique*, t. III, 2e liv., p. 100.

des douleurs sourdes dans la région frontale, qui l'empêchaient de porter une coiffure même légère. Plusieurs fois, après avoir tenté de se couvrir la tête, il a été obligé, vers le soir, de se coucher sans avoir pris son repas, ou de le vomir, s'il avait mangé. Ces douleurs n'étaient point permanentes, mais se renouvelaient à des intervalles inégaux.

A l'âge de dix-huit ans, chute d'un grenier à foin sur le sol et perte de connaissance pendant quelques jours. Il guérit néanmoins au bout d'un mois, et reprit ses occupations de domestique. Du sang était sorti par la bouche. Point de plaie au front, et plus tard, aucune trace de lésion traumatique, récente ou ancienne, dans la région aujourd'hui affectée. Depuis cet accident, l'odorat perdu ne s'est jamais rétabli. Migraines de temps à autre. — En décembre 1849, les douleurs, devenues plus vives, ont appelé son attention sur l'apophyse orbitaire externe. Sur cette partie, manifestement plus volumineuse, s'est alors développée une tumeur molle, sans changement de couleur à la peau, qui paraissait surajoutée et qui n'a cessé de grossir peu à peu pendant tout l'hiver. — En juin 1850, en même temps que cette tumeur se développait vers la partie supérieure de la tête, l'œil droit est devenu plus proéminent et s'est abaissé au-dessous de l'œil gauche. Troubles de la vision pendant l'été, qui se dissipent vite. Douleurs plus fortes et gravatives, en même temps que l'apophyse orbitaire externe et la tumeur crânienne augmentent de volume. Le malade, obligé de cesser son travail, vient à Paris. Voici ce qu'il présente à l'observation :

Une tumeur oblongue s'étend depuis la queue du

sourcil droit jusque vers l'angle supérieur de l'occipital. Elle est uniforme, sans chaleur, sans changement de couleur à la peau, offre une rénittence très-grande et résonne dans tous les points de son étendue sous la percussion. Elle a, d'avant en arrière, 23 centimètres; dans sa plus grande largeur, 21. A sa base, on constate par le toucher, sous la peau, des pointes osseuses, séparées les unes des autres par des intervalles anguleux, comme une série d'apophyses coronoïdes. Ces dents, très-prononcées au niveau du frontal, sont petites vers la partie postérieure et supérieure de la tumeur. Une plaque osseuse se trouve détachée des os du crâne dans la partie antérieure et inférieure. Partout ailleurs le doigt constate que les téguments sont souples, amincis, sans parcelles osseuses dans leur épaisseur.

L'appétit du malade est bon, ses digestions faciles et régulières; il ne se plaindrait de rien, s'il n'était sujet à des étourdissements et n'éprouvait une sensation à peu près constante de poids dans la partie antérieure et latérale droite du crâne.

Deux jours après son entrée à l'hôpital, une ponction est pratiquée avec un trois-quarts explorateur. A peine la tige métallique est-elle ôtée de la canule, que des gaz s'échappent et qu'on voit la peau se déprimer. La pression sur la tumeur établit un courant de gaz rapide perçu avec la main. Immédiatement, les parties molles s'adaptent aux os sous-jacents et en dessinent les saillies et les anfractuosités. Les dents osseuses limitent une large excavation, sur laquelle on sent une série de dépressions et d'éminences mamillaires.— Quarante-huit heures après cette ponction, la peau est de nouveau soulevée par les efforts que fait le malade pour se moucher, et la tumeur reprend son premier développement. Les jours suivants survient une inflammation de l'amygdale gauche, vaincue complétement au bout de trois jours par une application de sangsues et des gargarismes astringents. — Nouvelle ponction douze jours après la première. Mêmes résultats. Le malade évitant de se moucher, la tumeur ne se reforme point. Cependant, il y a quelques douleurs de temps à autre dans la partie affectée ; puis, au bout de six jours, la peau est adhérente déjà du côté du sommet de la tête ; l'angle orbitaire externe est manifestement moins volumineux. La peau est collée aux parties sous-jacentes dans les deux tiers supérieurs de l'étendue de la tumeur. Le malade ne souffre plus ; il veut partir, et sort de la clinique un mois après la première ponction.

Il rentre à l'hôpital au bout d'un mois environ. Alors la peau est un peu soulevée, au-dessus de la queue du sourcil gauche ; la tumeur est grosse comme un petit œuf et a les mêmes caractères ; les paupières sont déprimées, ainsi que l'œil. Le malade s'était plusieurs fois mouché avec force dans l'intervalle de temps où il avait été perdu de vue. — Nouvelle ponction, issue de gaz et application des téguments sur les parties profondes. Les saillies osseuses qui soulèvent encore la peau sont manifestement moindres et affaissées. Quelques jours plus tard, après des travaux pénibles, la tumeur reparaît. Alors une incision d'un centimètre d'étendue est pratiquée près de la racine des cheveux, vers la tempe. On introduit entre les lèvres de la plaie un bouton double, analogue à celui qu'employait Dupuytren dans la grenouillette, mais percé à son centre pour laisser passer le gaz par la compression. Ainsi, M. Jarjavay pense que la tumeur ne se reproduira pas et que l'on aura une fistule ; mais une inflammation très-vive s'empara de la poche ; il se forma un vaste abcès, qu'on ouvrit. Le bouton fut supprimé comme inutile, puis l'abcès se détergea ; la peau se recolla, les lamelles osseuses se rapprochèrent de la table interne, et le malade guérit, en conservant toutefois une fistule du sinus frontal, par laquelle, chose remarquable, il ne s'échappe ni air ni gaz d'aucune sorte. Le sinus ne communique donc plus avec les fosses nasales, et la propagation de l'inflammation a amené l'oblitération des voies normales.

Nul doute que cette tumeur n'ait été formée par de l'air poussé à travers une perforation de la paroi antérieure des sinus frontaux, et qu'il n'y ait là emphysème ou pneumatocèle. — Mais quelle est la cause de cette lésion ? Comment et dans quelle circonstance s'est opérée la perforation de la table externe de l'os frontal ? — M. Jarjavay rejette l'idée que la chute ait joué un rôle étiologique, et il pense qu'il y a eu chez son malade développement anormal et prématuré des sinus frontaux et peut-être aussi des sinus sphénoïdaux, et que, par suite de ce développement excessif, la voûte orbitaire, refoulée en bas, a chassé l'œil au-devant d'elle, tandis que la paroi antérieure a été repoussée, distendue, amincie, et finalement perforée, probablement en vertu d'un travail d'absorption, que la chute faite vers l'âge de dix-huit ans a pu contribuer à déterminer ou à accélérer, mais dont elle n'est pas la cause unique.

— Quant au traitement, l'indication principale a été bien saisie par M. Jarjavay, dit M. Denonvilliers. Une large incision suffirait sans doute. Mais pour empêcher le passage de l'air et la formation nouvelle de la tumeur, une autre indication ne se présente-t-elle pas? Ne faut-il pas obtenir par une inflammation plus ou moins vive l'adhérence des parois, et n'est-ce pas ainsi que, dans tous les cas, même dans le cas de M. Jarjavay, la guérison a été définitive [1]?

N'est-on pas frappé, après la lecture de cette observation, des nombreuses analogies que présente ce fait avec tous ceux précédemment cités, à part le siége? Et surtout quant à l'étiologie, la difficulté ne s'offre-t-elle pas au même degré au dernier observateur qu'aux

---

[1] Nous avons cité textuellement l'observation de M. Jarjavay, parce qu'elle offre, comme nous l'avons dit, de nombreuses analogies, moins le siége, avec celles qui font l'objet de ce Mémoire. Il n'en est pas de même du plus grand nombre de faits d'emphysème des paupières, pas même du fait que Dupuytren (*Leçons orales*, t. II, p. 217-219) a publié sous le titre d'*Emphysème de la région temporale*, car celui-ci est la suite de la fracture du sinus frontal. Un autre tient à la fracture présumée de la lame plane de l'ethmoïde ou de l'os unguis.

Les cas d'emphysème des paupières, à compter de celui de Duvernay, sans être très-communs, ne sont pourtant pas rares; mais ils sont presque toujours dus à des accidents traumatiques.

M. Desmarres en a observé deux dans le même mois (*Bulletin thérapeutique*, t. XXIX, 1845, p. 301-552). Weller, Carré, Midlemore en ont rapporté chacun un cas. M. F. Dubois, à Neufchâtel (Suisse), en a consigné un dans les *Annales d'oculistique*, sept. 1845.

On trouve dans le *Journal hebdomadaire*, janv. 1830, un article de M. le Dr Paillard où sont mentionnés quelques cas d'emphysème des paupières, toujours causés par des accidents traumatiques. (Voyez ces divers recueils.)

premiers? C'est à un travail d'absorption, d'érosion, de destruction enfin d'une paroi externe, qu'on est obligé de remonter pour trouver l'origine de l'infiltration gazeuse, de l'emphysème enfin?

Cela dit, quant à la recherche des causes, voyons la symptomatologie. — Elle est riche et très-concluante. Partout nous voyons la maladie marcher avec une grande lenteur, comme sourdement. L'indolence est un de ses principaux caractères, et ce n'est que lorsque la tuméfaction prend un certain développement, que les symptômes dynamiques se présentent.

Quant aux symptômes physiques, c'est au-dessus de l'oreille, vers la jonction du temporal avec le pariétal (Ire Obs.), à la jonction de la suture sagittale et de la suture lambdoïde (IIe Obs.), dans la région occipitale d'abord, puis à tout le crâne, dans les régions mastoïdienne et temporale (IVe Obs.), sous le cuir chevelu de la région rétro-auriculaire, puis sur le pariétal (Ve Obs.), qu'apparaissent ces tumeurs emphysémateuses. Elles se présentent limitées par les attaches supérieures du muscle temporal et par la partie moyenne du muscle sourcilier ; comme deux tumeurs complétement séparées par l'insertion semi-circulaire du muscle temporal, ou bien deux tumeurs considérables séparées par un sillon transversal, l'une à la région occipitale, l'autre dans les régions mastoïdienne et temporale. Dans les intervalles, les parties molles saines adhèrent aux os, les tumeurs peuvent aller jusqu'à simuler un turban, et les parties tuméfiées prennent une épaisseur plus ou moins considérable, jusqu'à plusieurs centimètres ; mais la densité du tissu cellulaire dans ces régions y met des bornes. Le bruit tympanitique, la crépitation que produit le passage du gaz dans les cellules par la pression, sont faciles à percevoir.

Ces tumeurs restent longtemps indolentes; pendant quelques mois ou même quelques années, les malades, conservant une santé parfaite, n'y sentent jamais le moindre mal (Ire, IVe et Ve Obs.). Puis arrive un moment où aux symptômes purement physiques viennent s'ajouter, ou seulement un sentiment de gêne plus ou moins prononcé, causé par la tension de la peau (IVe Obs.), ou des douleurs de tête, une lassitude générale, de l'agitation. — Plus tard encore, la santé s'altère (IIe Obs.), la céphalalgie devient plus forte et plus constante; il peut survenir des vertiges, des nausées, de la cardialgie, un engourdissement dans les extrémités, surtout supérieures, qui vont jusqu'à rendre les mouvements difficiles; le pouls est plein, lent. — Mais il faut convenir que le plus souvent tout se borne aux symptômes statiques. Il semble que ce soit là une des manières d'être de ces affections, le reste dépendant de la marche plus rapide de l'infiltration gazeuse et de la plus grande accumulation du gaz. — La tumeur récidive quand, après l'ouverture, l'inflammation n'a pas été assez vive.

Ce n'est que du gaz qu'on trouve dans la tumeur au moment où on en fait l'ouverture, parce que jusque-là on n'a à considérer que l'érosion de la lame externe plus ou moins amincie de l'apophyse mastoïde. Plus tard, l'inflammation du foyer donne lieu à la suppuration, et si le gaz se reproduit ensuite pour former de nouveau la tumeur après la cicatrisation des téguments, c'est que l'inflammation adhésive n'a pas eu lieu entre les surfaces osseuses et les téguments; et ce degré d'inflammation à obtenir constitue précisément une indication principale.

Voilà comment se trouvent résolues la plupart des questions posées par M. Pinel; — et voilà comment, dans les cas de carie et d'abcès de l'apophyse mastoïde, on n'a pas vu d'emphysème, parce que la peau a été ouverte par l'ulcération, ou que déjà le tympan était occupé par du pus, ainsi que les cellules mastoïdiennes [1], avant qu'on en fît l'ouverture. — Dans ces abcès mastoïdiens, la fluctuation n'était pas constante, dit J.-L. Petit : évidente un jour, elle avait disparu le lendemain, et, pour la retrouver, il suffisait d'ordonner au malade de souffler fortement, la bouche et les narines fermées.

Le passage du gaz de la tumeur extérieure dans l'oreille interne, le bruit particulier qui en résulte, la sensation spéciale de gêne, sont caractéristiques. Mais une circonstance qui, au premier abord, paraît difficile à expliquer, est celle-ci : que tantôt, sous l'action de se moucher, on voit la tumeur s'accroître, tantôt on la voit diminuer. Cet effet ne pourrait-il pas dépendre de la manière de se moucher? Si l'effort est fait la bouche et le nez fermés, l'air doit passer dans la caisse du tympan et augmenter l'infiltration extérieure; si l'acte est fait le nez et la bouche libres, l'effort est produit en sens inverse, l'air de la tumeur est ramené dans les cellules mastoïdiennes, de là dans la caisse, et enfin dans la trompe d'Eustache. — Quoi qu'il en soit, nous

---

[1] *Voy.* J.-L. Petit; *Malad. chirurg.*, t. I, pag. 156-161. — Des abcès qui se forment derrière l'oreille.

ne pouvons pas ignorer que dans les observations de Lecat on a vu la tumeur diminuant quand le malade *mouchait beaucoup,* tandis que c'était le contraire pour le malade de M. Balassa.

Il est un autre point qui ne laisse pas que d'être assez embarrassant avec la théorie de la formation de l'emphysème par l'air extérieur : c'est la nature du gaz qu'a fourni la tumeur du malade de M. Pinet. — M. le Dr Drouineau a constaté que c'était du gaz acide carbonique; et comme dans l'Observation publiée il n'est pas dit comment l'analyse en a été faite et si une erreur peut avoir été commise à cet égard, en admettant le fait comme exact, il reste à savoir comment le gaz, qui très-assurément provenait des cellules mastoïdiennes, de la caisse du tympan, et par conséquent des voies respiratoires supérieures, a pu être mêlé à du gaz acide carbonique qui se serait produit dans la tumeur. — C'est une lacune regrettable sans doute, mais je ne pense pas que ce fait puisse infirmer la source d'où provenait le gaz. — Il est vrai, d'un autre côté, que les gaz des autres tumeurs n'ayant pas été analysés, on pourrait renverser les termes de la proposition et dire peut-être que dans toutes ces tumeurs emphysémateuses, le gaz qui les formait était du gaz acide carbonique. —J'aime mieux penser que c'était de l'air expiré qui les formait, et qu'une petite quantité d'acide carbonique a pu donner le change à M. Drouineau.

Quoi qu'il en soit, les tumeurs emphysémateuses n'ont pas une grande gravité. —En mettant de côté la IIIe Observation, qui est une plaie de tête, et que je n'ai rapprochée qu'à cause du siége de l'infiltration gazeuse, — un seul des autres cas s'est terminé par la mort, et l'on peut dire que la tumeur emphysémateuse n'y a pas joué un rôle actif : la tête était regardée comme guérie, et on ne la pansait plus. — La complication à laquelle a succombé le malade a donc été due, selon nous, en partie au traitement, en partie à la prédisposition et aussi à l'indocilité du malade. Traité plus tôt, et d'une manière plus méthodique, il eût probablement survécu. — Nous pouvons donc établir, avec quelque fondement, que la maladie qui nous occupe n'a pas un pronostic trop fàcheux.

Enfin, que nous apprennent les observations jusqu'ici connues, sous le rapport du traitement le plus convenable? On peut l'énoncer en peu de mots. — Le diagnostic une fois bien établi, il ne faut pas attendre un trop grand développement, qui plus tard peut devenir un obstacle à la guérison. Il faut ouvrir la tumeur. Le gaz évacué, l'indication ultérieure est d'éviter une nouvelle accumulation, et pour cela une compression légère peut suffire; mais encore il faut amener dans le foyer un certain degré d'inflammation adhésive. Elle a été obtenue, dans chacun des cas cités, par des *injections et des mèches* (Ire et IVe Obs.), par *l'introduction entre le péricrâne et le crâne de la charpie et de la farine de froment* (IIe Obs.), par une *compression énergique* qui amena une violente inflammation (Ve Obs.). Enfin, dans le fait de M. Jarjaray, qui offre encore cette analogie, c'est un *double bouton* introduit entre les lèvres de la plaie qui amène une *inflammation très-vive* qui oblitère le passage du gaz dans les sinus frontaux. — Nous devons faire remarquer qu'aucun des praticiens n'avait posé l'indication positive de rechercher l'adhérence des parois de la tumeur; mais les moyens par lesquels ils l'ont obtenue n'en gardent pas moins toute leur valeur, et aujourd'hui que l'on sait comment on peut développer dans l'intérieur des abcès la formation de lymphe plastique, nous n'hésiterions pas, dans des cas analogues, d'injecter une solution iodurée dans le foyer, et nous pratiquerions après une compression modérée.

Assurément, il est plus que probable que les observations que nous venons de présenter ne sont pas les seules qui existent dans les annales de la science ; mais nous n'en avons pas rencontré d'autres, malgré nos actives recherches. Néanmoins, nous pensons que ces faits, si explicites et si complets sous certains rapports, suffisent pour nous autoriser à établir les conclusions suivantes :

1° Il se présente, bien que rarement, des tumeurs emphysémateuses dans la région temporale, s'étendant plus ou moins aux parties voisines.

2° Elles dépendent de l'érosion, de l'abrasion, de la destruction de la lame externe de l'apophyse mastoïde, et sont constituées par de l'air qui occupe, dans l'état naturel, la cavité du tympan et les cellules mastoïdiennes, et qui s'infiltre sous le péricrâne et dans les mailles du tissu cellulaire ambiant. [1]

---

[1] Adolphe Murray, de Copenhague, cité par Dezeimeris (*l'Expérience*, 1838, n° 32, 10 avril, p. 499), dit : « Toutes les cellules mastoïdiennes communiquent les unes avec les autres, tant les supérieures que les moyennes et les inférieures, et ces cellules s'ouvrent dans la caisse du tambour. »

3° Elles se présentent avec un bruit caractéristique de crépitation, ou tympanitique; elles s'accompagnent d'une certaine altération des parties osseuses qui en font la base : pointes, éminences, ostéophytes.

· 4° Elles sont plus ou moins réductibles, et la réduction s'en fait avec un bruit .dans l'oreille correspondante, appréciable par le malade et quelquefois par les assistants.

5° On ne peut leur attribuer pour cause qu'un développement excessif des cellules mastoïdiennes et une minceur de la lame externe qui les recouvre. — On ignore la vraie cause de l'altération osseuse qui les amène.

6° Ces tumeurs marchent avec une excessive lenteur et restent plus ou moins longtemps indolentes. Ce n'est qu'après un développement excessif que des symptômes dynamiques plus ou moins graves se manifestent.

7° Ces affections ne présentent pas de danger réel ; ce n'est que par des complications, ou par une temporisation excessive, ou une erreur dans le traitement, qu'elles peuvent acquérir une certaine gravité. — On a vu sur les os du crâne des désordres très-étendus, et pourtant être suivis d'une guérison rapide et complète (IVe Obs.).

8° Leur traitement consiste : 1° à ouvrir la tumeur par une légère incision, pour évacuer tout le gaz qui est contenu dans les mailles du tissu cellulaire ; 2° à chercher à obtenir l'adhérence des parties molles avec les portions osseuses sous-jacentes, pour éviter une nouvelle infiltration gazeuse. — On a obtenu ce résultat, sans le rechercher expressément, par l'introduction dans le foyer de mèches, de setons, de corps étrangers, par une forte compression sur les parties externes. — Peut-être serait-il mieux, en faisant l'application de la propriété des injections iodées dans des cas analogues, d'y recourir dans ceux-ci. L'innocuité de ces moyens, la facilité d'en modérer l'action, sembleraient en promettre une plus grande efficacité.

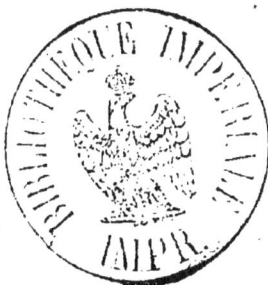

www.ingramcontent.com/pod-product-compliance
Lightning Source LLC
Chambersburg PA
CBHW050534210326
41520CB00012B/2564